国医典藏影印系列

神農本草經

清·顧觀光 重輯

人民衛生出版社
·北京·

圖書在版編目（CIP）數據

神農本草經 /（清）顧觀光重輯 . —北京：人民衛生出版社，2023.1（2025.1 重印）
（國醫典藏影印系列）
ISBN 978-7-117-34098-4

Ⅰ. ①神… Ⅱ. ①顧… Ⅲ. ①《神農本草經》 Ⅳ. ①R281.2

中國版本圖書館 CIP 數據核字（2022）第 225237 號

國醫典藏影印系列
神農本草經
Guoyi Diancang Yingyin Xilie
Shennong Bencaojing

重　　輯：顧觀光
出版發行：人民衛生出版社（中繼綫 010-59780011）
地　　址：北京市朝陽區潘家園南里 19 號
郵　　編：100021
E - mail：pmph @ pmph.com
購書熱綫：010-59787592　010-59787584　010-65264830
印　　刷：北京華聯印刷有限公司
經　　銷：新華書店
開　　本：787 × 1092　1/16　　**印張**：8.5　　**插頁**：1
字　　數：181 千字
版　　次：2023 年 1 月第 1 版
印　　次：2025 年 1 月第 3 次印刷
標準書號：ISBN 978-7-117-34098-4
定　　價：79.00 元
打擊盜版舉報電話：010-59787491　E-mail：WQ @ pmph.com
質量問題聯系電話：010-59787234　E-mail：zhiliang @ pmph.com
數字融合服務電話：4001118166　E-mail：zengzhi @ pmph.com

中國的傳世古籍浩如烟海，汗牛充棟，其中中醫藥古典醫籍占有重要的地位。據不完全統計，存世的中醫藥古籍超過一萬種，若包括不同版本在内，數量更多。中醫藥古籍是傳承中華優秀文化的重要載體，是中醫文化寶庫中之瑰寶。這些珍貴的中醫文化遺産是當代中醫藥學繼承和創新的源泉，藴藏着精深的無可替代的學術價值和實用價值。保護和利用好中醫藥古籍，是弘揚中華優秀傳統文化、傳承中醫學術的必由之路。大凡古今醫家，無不是諳熟中醫藥古籍，并在繼承前人經驗的基礎上而成爲一代宗師。步入新時代，中醫的發展創新仍然離不開繼承，而繼承的第一步必須是學習古籍，奠定基礎，在此基礎上創立新説，真正做到傳承精華，守正創新。

人民衛生出版社自一九五三年成立以來即開始承擔中醫古籍出版工作。先後出版了影印本、點校本、校注本、校釋本等數百種古籍著作。通過近七十年的積澱，人衛社形成了中醫古籍整理規範，爲中醫藥教材、專著建設做了大量基礎性工作；并通過古籍整理，培養了一大批中醫古籍整理人才；同時，造就了一批治學嚴謹，并具有中醫古籍編輯職業素養的專業編輯隊伍，形成了編輯、排版、校對、印製各環節成熟的質量保證體系。多個項目獲得國家古籍整理出版資助，榮獲中國出版政府獎、國家科技進步獎等殊榮，并且形成了「品牌權威、名家雲集」「版本精良、校勘精準」「讀者認可、歷久彌新」的特點，贏得了讀者和行業内的一致認可與高度評價。

讀經典、跟名師、做臨床、成大醫是中醫人才成長的重要路徑。中醫古籍的影印最忠實於原著，也是中醫古籍整理的重要方法之一，具有較高的學術價值和文獻價值。爲了更好地貫徹落實中共中央辦公廳、國務院辦公廳於二〇二二年四月印發的《關於推進新時代古籍工作的意見》精神，滿足讀者學習和研究中醫古籍需要，我們精選了十種曾在我社二十世紀六十年代先後影印出版，頗受廣大讀者歡迎的中醫經典古籍影印本，作爲《國醫典藏影印系列》出版。其内容涉及中醫理論、中醫臨床、中藥等；所選版本，均爲傳世之本，部分品種現已成爲市場稀有的收藏之作。爲便於讀者研習和收藏，本次影印在版式上進行了擴印，對於影印本中不清楚的字進行描修等，并以精裝版面世。本次影印出版不僅具有實用價值，更具有珍貴的版本價值與文獻價值，期待本系列的出版，能真正起到讀古籍、築根基、做臨床、提療效的作用，爲推動我國中醫藥事業的發展與創新做出貢獻。

《國醫典藏影印系列》（十種）

《黄帝内經素問》
《黄帝内經靈樞》
《黄帝内經太素》
《注解傷寒論》
《金匱玉函經》
《神農本草經》
《本草綱目》（全二册）
《備急千金要方》
《千金翼方》
《外臺秘要》（全三册）

人民衛生出版社
二〇二二年八月

內容簡介

《神農本草經》共四卷，清代顧觀光重輯。

《神農本草經》是我國現存最早的一部藥物學專著，其著成年代，雖然尚未確定，但至晚當在公元一至二世紀，爲總結當時及以前的治病用藥經驗，這是大家所公認的。

本書記載藥物三百六十多種，大部分是中醫常用藥。其後歷代「本草」書的演進和補充，都以本書爲基礎。現代科學研究證明，本書所載録的藥物功效，大體是與事實相符的，可見本書的歷史價值和實用價值。

原著因爲年代久遠，早已失傳。但是它的内容幾乎全部被保留在歷代「本草」書中。後至明、清時期，已有多人重新做了原書的整復工作。經整復後的《神農本草經》，雖不能完全恢復舊觀，但經多方研究，可以認爲是接近原來面目的。

現在根據清代顧觀光輯本（《武陵山人遺書》第四册）影印出版。顧氏本輯成時間較晚，比起它以前的幾個版本，更有了新的改進。特别是他的輯録方法以實用爲標準，所以影印此本。

因爲本書包括動物、植物、礦物各類藥物和有關記事，所以本書的主要對象，除了包括從事中西醫醫務人員以外，還包括研究博物學和文化史的人。

李瀕湖云神農古本草凡三卷三品共三百六十五種首有名例數條至陶氏作別錄乃拆分各部而三品亦移改又拆出青葙赤小豆二條（按本經目錄青葙子在下品非後人拆出也疑葙當作蘘）故有三百六十七種逮乎唐宋屢經變易舊制莫考（此上並李氏語）今考本經三品不分部數上品一百二十種中品一百二十種下品一百二十五種（見本經名例）品各一卷又有序錄一卷故梁七錄云三卷而陶氏別錄序云四卷韓保昇謂神農本草上中下并序錄合四卷是也梁陶隱居名醫別錄始分玉石草木三品爲三卷蟲獸果菜米食有名未用三品爲三卷又有序錄一卷合爲七卷故別錄序後云本草

經卷上序藥性之原本論病名之形診題記品錄詳覽施用本草經卷中玉石草木三品本草經卷下蟲獸果菜米食三品有名未用三品右三卷其中下二卷藥合七百三十種各別有目錄並朱墨雜書幷子注今大書分爲七卷以上並陶氏語蓋陶氏別錄仍沿本經上中下三卷之名而中下二卷並以三品分爲子卷唐本草識其草木同品蟲獸共條披覽既難圖繪非易是也別錄於本經諸條間有併析如胡麻經云葉名青蘘卽在胡麻條下而別錄乃分之本經目錄無青蘘中品葱薤下品胡粉錫鏡鼻並各自爲條而別錄乃合之由此類推凡證類本草三品與本經目錄互異者

疑皆陶氏所移。李瀕湖所謂。拆分各部。移改三品者是也。青蘘之分。蓋自別錄始。（唐本草注云本經在草部上品即指別錄原次言之）赤小豆之分。則自唐本草始。是爲三百六十七種。唐本草。退姑活別覉石下長卿翹根屈草淮木於有名未用。故云三百六十一種。（見別錄序後唐本草注）宋本草。又退彼子於有名未用。故云三百六十種。（見補注總叙後）今就證類本草。三品計之。上品一百四十一種。中品一百十三種。下品一百五種。已與本經名例絕不相符。又有人部一種。有名未用七種。並不言於三品何屬。李瀕湖所謂屢經變易。舊制莫考者是也。李氏綱目。世稱爲集大成。以今攷之。本經。而誤注別錄者四種。（萆薢葱薤杏仁從本經拆出。而誤注他書者二種。土蜂桃蠹蟲原無經文。而誤注本經者一種。綠青明注本經。而經文混入別錄者三種。菓耳實鼠婦石龍子經文混入別錄。而誤注別錄者六種。王不留行龍眼膚青姑活石下長卿燕屎別錄混入經文。而誤注本經者四種。升麻由跋豬魁鷹屎白夫以瀕湖之博洽而舛誤至此。可見著書難。校書亦復不易。開寶本草序云。朱字墨字無本得同。舊注新注其文互缺。則宋本已不能無誤。又無論瀕湖矣。今去瀕湖二百餘載。古書亾佚殆盡。幸而證類本草靈光巋然。又幸而綱目卷二具載本經目錄。得以尋其原委。而析其異同。本經三百六十五種之文。章章可考。無闕佚。無羨衍。豈非天之末喪斯文而畱以有待乎近孫淵如嘗輯是書刊入問經堂中惜其不考本經目錄故三品種數顯與名例相違繆仲湻張路玉輩未見證類本草而徒據綱目以求經文尤爲荒陋大率考古者不知醫業醫者不知古遂使赤文綠字埋没於陳編蠹簡之中不及今而亟爲搜輯恐數百年後證類一書又復亾佚則經文永無完璧之期矣爰於繙閱之餘重爲甄錄其先後則以本經目錄定之仍用韓氏之說別爲序錄一卷而唐宋類書所引有出證類外者亦備錄焉爲考古計非爲業醫計也而非邃於古而明於醫者恐其聞之而駭且惑也甲辰九月霜降日顧觀光識

神農本草經卷一

金山顧觀光尚之學

序錄

上藥一百二十種爲君主養命以應天無毒多服久服不傷人欲輕身益氣不老延年者本上經

丹砂　雲母　玉泉　石鍾乳

礬石　消石　朴硝　滑石

空青　曾青　禹餘糧　太一餘糧

白石英　紫石英　五色石脂　菖蒲

菊花　人參　天門冬　甘草

乾地黃　朮　菟絲子　牛膝
茺蔚子　女萎　防葵　麥門冬
獨活　車前子　木香　薯蕷
薏苡仁　澤瀉　遠志　龍膽
細辛　石斛　巴戟天　白英
白蒿　赤箭　菴蕳子　菥蓂子
蓍實　赤芝　黑芝　青芝
白芝　黃芝　紫芝　卷柏
藍實　蘼蕪　黃連　絡石
蒺藜子　黃芪　肉蓯蓉　防風

蒲黃　香蒲　續斷　漏盧
天名精　決明子　丹參　飛廉
五味子　旋花　蘭草　蛇牀子
地膚子　景天　茵蔯蒿　杜若
沙參　徐長卿　石龍芻　雲實
王不留行　牡桂　菌桂　松脂
槐實　枸杞　橘柚　柏實
茯苓　榆皮　酸棗　乾漆
蔓荊實　辛夷　杜仲　桑上寄生
女貞實　蕤核　藕實　大棗

葡萄　蓬虆　雞頭實　胡麻

麻蕡　冬葵子　莧實　白瓜子

苦菜　龍骨　麝香　熊脂

白膠　阿膠　石蜜　蜂子

蜜蠟　牡蠣　龜甲　桑螵蛸

中藥一百二十種爲臣。主養性以應人。無毒有毒。斟酌其宜。欲遏病補虛羸者。本中經。

雄黃　雌黃　石硫黃　水銀

石膏　磁石　凝水石　陽起石

理石　長石　石膽　白青

扁青　膚青　乾薑　葈耳實
葛根　括樓根　苦參　茈胡
芎藭　當歸　麻黃　通草
芍藥　蠡實　瞿麥　元參
秦艽　百合　知母　貝母
白芷　淫羊藿　黃芩　石龍芮
茅根　紫菀　紫草　茜根
敗醬　白鮮　酸漿　紫參
藁本　狗脊　萆薢　白兔藿
營實　白微　薇銜　翹根

水萍　王瓜　地榆　海藻
澤蘭　防己　牡丹　款冬花
石韋　馬先蒿　積雪草　女菀
王孫　蜀羊泉　爵牀　梔子
竹葉　蘗木　吴茱萸　桑根白皮
蕪荑　枳實　厚朴　秦皮
秦椒　山茱萸　紫葳　豬苓
白棘　龍眼　木蘭　五加皮
衛矛　合歡　彼子　梅實
桃核仁　杏核仁　蓼實　葱實

蕕　假蘇　水蘇　水靳
髮髲　白馬莖　鹿茸　牛角䚡
羖羊角　牡狗陰莖　羚羊角　犀角
牛黃　豚卵　麋脂　丹雄雞
雁肪　鼈甲　鮀魚甲　蠡魚
鯉魚膽　烏賊魚骨　海蛤　文蛤
石龍子　露蜂房　蚱蟬　白殭蠶

下藥一百二十五種爲佐使。主治病以應地。多毒。不可久服。欲除寒熱邪氣。破積聚。愈疾者。本下經。

孔公孽　殷孽　鐵精　鐵落

鐵　鉛丹　粉錫　錫鏡鼻
代赭石　戎鹽　大鹽　鹵鹹
青琅玕　礜石　石灰　白堊
冬灰　附子　烏頭　天雄
半夏　虎掌　鳶尾　大黃
葶藶　桔梗　莨菪子　草蒿
旋覆花　藜蘆　鉤吻　射干
蛇合　常山　蜀漆　甘遂
白斂　青葙子　雚菌　白及
大戟　澤漆　茵芋　貫眾

蕘花　牙子　羊躑躅　芫花
姑活　別羇　商陸　羊蹄
萹蓄　狼毒　鬼臼　白頭翁
羊桃　女青　連翹　石下長卿
閭茹　烏韭　鹿藿　蚤休
石長生　陸英　藎草　牛扁
夏枯草　屈草　巴豆　蜀椒
皂莢　柳華　楝實　郁李仁
莽草　雷丸　梓白皮　桐葉
石南　黃環　溲疏　鼠李

松蘿 藥實根 蔓椒 欒華
淮木 大豆黃卷 腐婢 瓜蒂
苦瓠 六畜毛蹄甲 燕屎 天鼠屎
鼺鼠 伏翼 蝦蟇 馬刀
蟹 蛇蛻 蝟皮 蠮螉
蜣蜋 蛞蝓 白頸蚯蚓 蠐螬
石蠶 雀甕 樗雞 斑猫
螻蛄 蜈蚣 馬陸 地膽
螢火 衣魚 鼠婦 水蛭
木虻 蜚虻 蜚蠊 䗪蟲

貝子

三品合三百六十五種，法三百六十五度，一度應一日，以成一歲。倍其數，合七百三十名也。（宋本草注云：神農本經藥三百六十五種，今言倍其數合七百三十名，是併名醫別錄副品而言，則此一節別錄之文也。蓋傳寫浸久，朱墨錯亂，遂令後世覽之者捃摭此類，以謂非神農之書，乃後人附記之文，率以此故也。）

藥有君臣佐使，以相宣攝合和，宜用一君二臣三佐五使，（依明萬歷本）又可一君三臣九佐使也。

藥有陰陽配合，子母兄弟，根莖花實，草石骨肉。（綱目草石作苗皮）有單行者，有相須者，有相使者，有相畏者，有相惡者，有相反者，有相殺者，凡此七情，合和視之。（依元大德本）當用相須相

使者畏勿用相惡相反者若有毒宜制可用相畏相殺者不爾勿合用也

藥有酸鹹甘苦辛五味又有寒熱溫涼四氣及有毒無毒陰乾暴乾採造時月生熟土地所出眞僞陳新並各有法

藥性有宜丸者宜散者宜水煮者宜酒漬者宜膏煎者亦有一物兼宜者亦有不可入湯酒者並隨藥性不得違越

欲療病先察其源先候病機五臟未虛六府未竭血脈未亂精神未散服藥必活若病已成可得半愈病勢已過命將難全

若用毒藥療病先起如黍粟病去卽止不去倍之不去十

之取去爲度。

療寒以熱藥。療熱以寒藥。飲食不消以吐下藥。鬼疰蠱毒以毒藥。癰腫瘡瘤以瘡藥。風濕以風濕藥。各隨其所宜。

病在胸膈以上者。先食後服藥。病在心腹以下者。先服藥而後食。病在四肢血脉者。宜空腹而在旦。病在骨髓者。宜飽滿而在夜。

夫大病之主。有中風傷寒。寒熱溫瘧。中惡霍亂。大腹水腫。腸澼下痢。大小便不通。賁㹠上氣。欬逆嘔吐。黄疸消渴。留飲癖食。堅積癥瘕。驚邪癲癇。鬼疰。喉痹齒痛。耳聾目盲。金瘡踒折。癰腫惡瘡。痔瘻癭瘤。男子五勞七傷。虛乏羸瘦。女

子帶下崩中血閉陰蝕蟲蛇蠱毒所傷此大略宗兆其間變動枝葉各宜依端緒以取之

逸文附錄

神農稽首再拜問于太一小子爲衆子之長矜其飢寒勞苦晝則弦矢逐狩（同獸）求食飲水夜則巖穴飲處居無處所小子矜之道時風雨殖種五穀去溫燥隧隨逐寒暑不憂飢寒風雨疾苦（抄本書鈔百五十八）

神農稽首再拜問于太一小子曰鑿井出泉五味煎煮口別生熟後乃食咀男女異利子識其父曾聞太古之時人壽過百無殂落之咎獨何氣使然耶（御覽耶作也二字古通）太一小

子曰天有九門中道最良日月行之名曰國皇字曰老八出見南方長生不死衆耀同光神農乃從其嘗藥以拯救人命（路史炎帝紀注 御覽七十八）

太一子曰凡藥上者養命中藥養性下藥養病神農乃作赭鞭鉤制從六陰陽與太一外五岳四瀆土地所生草石骨肉心皮毛羽萬千類皆鞭問之得其所能主治當其五味百七十餘毒（御覽九百八十四）

上藥令人身安命延昇天神仙遨遊上下役使萬靈體生毛羽行廚立至（抱朴子內篇十一）

中藥養性下藥除病能令毒蟲不加猛獸不犯惡氣不行

衆妖併辟。同上

藥物有大毒不可入口鼻耳目者。即殺人。一曰鉤吻。二曰鴟。三曰陰命。四曰內童。五曰鴆。宋本博物志七

藥種有五物。一曰狼毒。占斯解之。二曰巴豆。藿汁解之。三曰藜蘆。湯解之。四曰天雄烏頭。大豆解之。五曰班茅。戎鹽解之。毒菜害小兒。乳汁解。先食飲二升。同上

五芝及餌丹砂。玉札。曾青。雄黃。雌黃。雲母。太一禹餘糧。皆可單服之。皆令人飛行長生。抱朴子內篇十一

春夏爲陽。秋冬爲陰。文選閒居賦注

春爲陽。陽溫生萬物。文選關中詩注

五味養精神強魂魄五石養髓肌肉肥澤諸藥其味酸者補肝養心除腎病其味苦者補心養脾除肝病其味甘者補脾養肺除心病其味辛者補肺養腎除脾病其味鹹者補腎養肝除肺病故五味應五行四體應四時夫人性生於四時然後命於五行以一補身不死命神以母養子長生延年以子守母除病究年御覽九百八十四

地有固活女疎銅芸紫菀之族水經涑水注

常山有草名神護置之門上每夜叱人初學記五

神農本草經卷二

上品

金山顧觀光尚之學

丹砂味甘微寒主身體五藏百病養精神安魂魄益氣明目殺精魅邪惡鬼久服通神明不老能化爲汞

雲母味甘平主身皮死肌中風寒熱如在車船上除邪氣安五藏益子精明目久服輕身延年一名雲珠一名雲華一名雲英一名雲液一名雲砂一名磷石

玉泉味甘平主五藏百病柔筋強骨安魂魄長肌肉益氣久服耐寒暑不飢渴不老神仙人臨死服五斤死三年

色不變。一名玉札。初學記作玉桃冠宗奭云今詳泉字乃是漿字於義方允漿中有玉故曰服五斤去古既遠文字脫誤也採玉爲漿斷無疑焉

石鍾乳。味甘溫主欬逆上氣。明目益精。安五藏。通百節。利九竅。下乳汁。

礬石。味酸寒。主寒熱。泄痢。白沃陰蝕。惡瘡目痛。堅骨齒。鍊餌服之。輕身不老。增年。一名羽碮。

消石。味苦寒。主五藏積熱。胃脹閉。滌去蓄結。飲食。推陳致新。除邪氣。鍊之如膏。久服輕身。

朴消。味苦寒。主百病。除寒熱邪氣。逐六府積聚。結固留癖。能化七十二種石。鍊餌服之。輕身神仙。

滑石。味甘寒。主身熱。泄澼。女子乳難。癃閉。利小便。蕩胃中積聚寒熱。益精氣。久服輕身。耐飢長年。

空青。味甘寒。主青盲耳聾。明目。利九竅。通血脈。養精神。久服輕身延年不老。能化銅鐵鉛錫作金。

曾青。味酸小寒。主目痛。止淚出。風痹。利關節。通九竅。破癥堅積聚。久服輕身不老。能化金銅。

禹餘糧。味甘寒。主欬逆。寒熱煩滿。下赤白。御覽赤白上有痢字見九百八十八血閉癥瘕大熱。鍊餌服之。不飢輕身延年。

太一餘糧。味甘平。主欬逆上氣。癥瘕血閉漏下。除邪氣。久服耐寒暑。不飢輕身飛行千里神仙。一名石腦。

白石英味甘微溫主消渴陰痿不足欬逆（御覽嘔逆見九百八十七）胸膈間久寒益氣除風濕痹久服輕身長年

紫石英味甘溫主心腹欬逆（御覽嘔逆見九百八十七）邪氣補不足女子風寒在子宮絕孕十年無子久服溫中輕身延年

青石赤石黃石白石黑石脂等味甘平主黃疸泄痢腸澼膿血陰蝕下血赤白邪氣癰腫疽痔惡瘡頭瘍疥瘙久服補髓益氣肥健不飢輕身延年五石脂各隨五色補五藏

菖蒲味辛溫主風寒濕痹欬逆上氣開心孔補五藏通九竅明耳目出音聲久服輕身不忘不迷惑延年一名昌

陽此條依明萬歷本

菊花味苦平主諸風諸字依綱目補頭眩腫痛目欲脫淚出皮膚死肌惡風濕痹久服利血氣輕身耐老延年一名節華

人參味甘微寒主補五藏安精神定魂魄止驚悸除邪氣明目開心益智久服輕身延年一名人銜一名鬼蓋

天門冬味苦平主諸暴風濕偏痹强骨髓殺三蟲去伏尸久服輕身益氣延年一名顛勒

甘草味甘平主五藏六府寒熱邪氣堅筋骨長肌肉倍力金瘡尰解毒綱目解金瘡腫毒久服輕身延年

乾地黃味甘寒主折跌絕筋傷中逐血痹填骨髓長肌肉

作湯除寒熱積聚除痹生者尤良久服輕身不老一名地髓

朮味苦溫主風寒濕痹死肌痙疸止汗除熱消食作煎餌久服輕身延年不肌一名山薊

菟絲子味辛平主續絕傷補不足益氣力肥健人此字依綱目補汁去面皯久服明目輕身延年一名菟蘆

牛膝味苦酸御覽酸作辛見九百九十二主寒濕痿痹四肢拘攣膝痛不可屈逐血氣傷熱火爛墮胎久服輕身耐老一名百倍

茺蔚子味辛微溫主明目益精除水氣久服輕身　莖主

癮疹癢。可作浴湯。一名益母。一名益明。一名大札。

女萎味甘平。主中風暴熱，不能動搖，跌筋結肉，諸不足。久服去面黑䵟，好顏色，潤澤。輕身不老。

防葵味辛寒。主疝瘕，腸泄，膀胱熱結，溺不下，欬逆，溫瘧，癲癇，驚邪狂走。久服堅骨髓，益氣輕身。一名黎蓋。

麥門冬味甘平。主心腹結氣，傷中傷飽，胃絡脈絕，羸瘦短氣。久服輕身不老不肌。

獨活味苦平。依盧本 主風寒所擊，金瘡止痛，賁豚，癇痓，女子疝瘕。久服輕身耐老。一名羌活。一名羌青。一名護羌使者。

車前子味甘寒原有無毒二字依前後文例刪與盧本合主氣癃止痛利水道小便綱目無此二字除濕痹久服輕身耐老一名當道

木香味辛溫此字依前後文例補與盧本合主邪氣辟毒疫溫鬼强志主淋露久服不夢寤魘寐

薯蕷味甘溫主傷中補虛羸除寒熱邪氣補中益氣力長肌肉久服耳目聰明輕身不飢延年一名山芋

薏苡仁味甘微寒主筋急拘攣不可屈伸風濕痹下氣久服輕身益氣其根下三蟲一名解蠡

澤瀉味甘寒主風寒濕痹乳難消水養五藏益氣力肥健久服耳目聰明不飢延年輕身面生光能行水上一名

水瀉。一名芒芋。一名鵠瀉。

遠志味苦溫。主欬逆傷中。補不足。除邪氣。利九竅。益智慧。耳目聰明。不忘。強志倍力。久服輕身不老。葉名小草。一名棘菀。一名葽繞。一名細草。

龍膽味苦澁（鄒本澁作寒）。主骨間寒熱。驚癇邪氣。續絕傷。定五藏。殺蠱毒。久服益智不忘。輕身耐老。一名陵游。（此條依明萬歷本）

細辛味辛溫。主欬逆頭痛腦動。百節拘攣。風濕痹痛。死肌。久服明目。利九竅。輕身長年。一名小辛。

石斛味甘平。主傷中。除痹。下氣。補五藏虛勞羸瘦。強陰。久

服厚腸胃輕身延年一名林蘭

巴戟天味辛微溫主大風邪氣陰痿不起強筋骨安五藏
補中增志益氣

白英味甘寒主寒熱八疸消渴補中益氣久服輕身延年
一名穀菜此條依明萬歷本

白蒿味甘平主五藏邪氣風寒濕痹補中益氣長毛髮令
黑療心懸少食常飢久服輕身耳目聰明不老

赤箭味辛溫主殺鬼精物蠱毒惡氣久服益氣力長陰肥
健輕身增年一名離母一名鬼督郵

菴䕡子味苦微寒主五藏瘀血腹中水氣臚脹留熱風寒

濕痹。身體諸痛。久服輕身延年不老。

菥蓂子。味辛微溫。主明目目痛淚出。除痹。補五藏。益精光。久服輕身不老。一名蔑菥。一名大戢。一名馬辛。

蓍實。味苦平。主益氣。充肌膚。明目聰慧先知。久服不飢不老輕身。

赤芝。味苦平。主胸中結。益心氣。補中。增慧智。不忘。久食輕身不老延年神仙。一名丹芝。

黑芝。味鹹平。主癃。利水道。益腎氣。通九竅。聰察。久食輕身不老延年神仙。一名玄芝。

青芝。味酸平。主明目。補肝氣。安精魂。仁恕。久食輕身不老。

延年神仙。一名龍芝。

白芝味辛平。主欬逆上氣。益肺氣。通利口鼻。强志意。勇悍。安魄。久食輕身不老延年神仙。一名玉芝。

黄芝味甘平。主心腹五邪。益脾氣。安神。忠和和樂。久食輕身不老延年神仙。一名金芝。

紫芝味甘溫。主耳聾。利關節。保神。益精。堅筋骨。好顏色。久服輕身不老延年。一名木芝。

卷柏味辛溫。主五藏邪氣。女子陰中寒熱痛。癥瘕血閉絕子。久服輕身和顏色。一名萬歲。

藍實味苦寒。主解諸毒。殺蠱蚑疰鬼螫毒。久服頭不白輕身。

蘼蕪味辛溫。主欬逆。定驚氣。辟邪惡。除蠱毒鬼疰。去三蟲。久服通神。一名薇蕪。

黃連味苦寒。主熱氣目痛。眥傷泣出。明目。腸澼腹痛下痢。婦人陰中腫痛。久服令人不忘。一名王連。

絡石味苦溫。主風熱死肌。癰傷。口乾舌焦。癰腫不消。喉舌腫。水漿不下。久服輕身明目。潤澤好顏色。不老延年。一名石鯪。

蒺蔾子味苦溫。主惡血。破癥結積聚。喉痹。乳難。久服長肌肉。明目輕身。一名旁通。一名屈人。一名止行。一名豺羽一名升推。

黃耆。味甘微溫。主癰疽。久敗瘡。排膿止痛。大風癩疾。五痔鼠瘻。補虛。小兒百病。一名戴糝。

肉蓯蓉。味甘微溫。主五勞七傷。補中。除莖中寒熱痛。養五藏。強陰益精氣多子。婦人癥瘕。久服輕身。

防風。味甘溫。主大風頭眩痛惡風風邪。目盲無所見風行周身。骨節疼痺。御覽痺作痛見九百九十二與綱目合煩滿。久服輕身。一名銅芸。

蒲黃。味甘平。主心腹膀胱寒熱。利小便。止血消瘀血。久服輕身。益氣力延年神仙。

香蒲。味甘平。主五藏心下邪氣。口中爛臭。堅齒明目聰耳。久服輕身耐老。一名雎。

續斷。味苦微溫。主傷寒。補不足。金瘡癰傷（御覽癰瘍見九百八十九）折跌。續筋骨。婦人乳難。久服益氣力。一名龍豆。一名屬折。

漏蘆。味苦寒。（苦下原有鹹字依前後文例刪與盧本合）主皮膚熱。惡瘡疽痔濕痹。下乳汁。久服輕身益氣。耳目聰明。不老延年。一名野蘭。

天名精。味甘寒。主瘀血。血瘕欲死。下血。止血。利小便。久服輕身耐老。一名麥句薑。一名蝦蟇藍。一名豕首。

決明子。味鹹平。主青盲。目淫膚赤白膜。眼赤痛。淚出。久服益精光輕身。

丹參。味苦微寒。主心腹邪氣。腸鳴幽幽如走水。寒熱積聚。

破癥除瘕。止煩滿。益氣。一名郄蟬草。

飛廉。味苦平。主骨節熱。脛重酸疼。久服令人身輕。依元大德本

五味子。味酸溫。主益氣。欬逆上氣。勞傷羸瘦。補不足。強陰。

益男子精。

旋花。味甘溫。主益氣。去面皯黑色。媚好。其根味辛。主腹中

寒熱邪氣。利小便。久服不飢輕身。一名筋根花。一名金

沸。

蘭草。味辛平。主利水道。殺蠱毒。辟不祥。久服益氣輕身不

老通神明。一名水香。

蛇牀子。味苦平。主婦人陰中腫痛。男子陰痿濕癢。除痹氣。利關節。癲癇惡瘡。久服輕身。一名蛇米。

地膚子。味苦寒。主膀胱熱。利小便。補中益精氣。久服耳目聰明。輕身耐老。一名地葵。

景天。味苦平。主大熱火瘡。身熱煩。邪惡氣。花主女人漏下赤白。輕身明目。一名戒火。一名慎火。

茵蔯蒿。味苦平。主風濕寒熱邪氣。熱結黃疸。久服輕身益氣耐老。

杜若。味辛微溫。主胸脇下逆氣。溫中。風入腦戶。頭腫痛。多

涕淚出久服益精明目輕身一名杜蘅蜀本草云杜若子如豆蔻

沙參味苦微寒主血積驚氣除寒熱補中益肺氣久服利人一名知母

徐長卿味辛溫主鬼物百精蠱毒疫疾邪惡氣溫瘧久服强悍輕身一名鬼督郵

石龍芻味苦微寒主心腹邪氣小便不利淋閉風濕鬼疰惡毒久服補虛羸輕身耳目聰明延年一名龍鬚一名草續斷一名龍珠

雲實味辛溫主泄痢腸澼殺蟲蠱毒去邪惡結氣止痛除寒熱花主見鬼精物多食令人狂走久服輕身通神

明

王不留行味苦平（平字依前後例補與盧本合）主金瘡止血逐痛出刺除風痺內寒久服輕身耐老增壽

牡桂味辛溫主上氣欬逆結氣喉痺吐吸利關節補中益氣久服通神輕身不老

菌桂味辛溫主百病養精神和顏色爲諸藥先聘通使久服輕身不老面生光華媚好常如童子

松脂味苦溫主癰疽惡瘡（癰字依綱目補）頭瘍白禿疥搔風氣安五藏除熱久服輕身不老延年一名松膏一名松肪

槐實味苦寒主五內邪氣熱止涎唾補絶傷五痔火瘡婦

人乳瘕。子藏急痛。

枸杞。味苦寒。主五內邪氣。熱中。消渴。周痹。久服堅筋骨。輕身不老。一名杞根。一名地骨。一名枸忌。一名地輔。

橘柚。味辛溫。主胸中瘕熱逆氣。利水穀。久服去臭。下氣通神。一名橘皮。證類本草入果部注云自水部今移宼宗奭云橘柚自是兩種故曰一名橘皮是元無柚也豈有兩等之物而治療無一字別者

柏實。味甘平。主驚悸。安五藏。益氣。除風濕痹。久服令人潤澤美色。耳目聰明。不飢不老。輕身延年。此條依明萬歷本

茯苓。味甘平。主胸脇逆氣。憂恚驚邪恐悸。心下結痛。寒熱煩滿欬逆。口焦舌乾。利小便。久服安魂養神。不飢延年。

一名茯蒐。

榆皮。味甘平。主大小便不通。利水道。除邪氣。久服輕身不飢。其實尤良。一名零榆。

酸棗。味酸平。主心腹寒熱。邪結氣聚。四肢酸疼濕痺。久服安五藏。輕身延年。

乾漆。味辛溫。（原有無毒二字依前後文例刪與盧本合）主絕傷。補中續筋骨。填髓腦。安五藏。五緩六急。風寒濕痺。　生漆去長蟲。久服輕身耐老。

蔓荊實。味苦微寒。主筋骨間寒熱濕痺拘攣。明目堅齒。利九竅。去白蟲。久服輕身耐老。小荊實亦等。

辛夷味辛溫主五藏身體寒熱風頭腦痛面䵟久服下氣輕身明目增年耐老一名辛矧一名侯桃一名房木依元大德本

杜仲味辛平主腰脊痛補中益精氣堅筋骨强志除陰下痒濕小便餘瀝久服輕身耐老一名思仙

桑上寄生味苦平主腰痛小兒背强癰腫安胎充肌膚堅髮齒長鬚眉其實明目輕身通神一名寄屑一名寓木一名宛童依元大德本

女貞實味苦平主補中安五藏養精神除百疾久服肥健輕身不老

蕤核味甘溫主心腹邪綱目有熱字結氣明目目赤痛傷淚出
久服輕身益氣不飢

藕實莖味甘平主補中養神益氣力除百疾久服輕身耐
老不飢延年一名水芝丹

大棗味甘平主心腹邪氣安中養脾助十二經平胃氣通
九竅補少氣少津液身中不足大驚四肢重和百藥久
服輕身長年 葉覆麻黃能令出汗

葡萄味甘平主筋骨濕痹益氣倍力强志令人肥健耐飢
忍風寒久食輕身不老延年可作酒

蓬蘽味酸平主安五藏益精氣長陰令堅鄒本堅作人强志倍

力有子。久服輕身不老。一名覆盆。

雞頭實味甘平。主濕痹腰脊膝痛。補中除暴疾。益精氣。強志。令耳目聰明。久服輕身不飢耐老神仙。一名鴈喙實。

胡麻味甘平。主傷中虛羸。補五內。御覽五藏見九百八十九益氣力長肌肉。填髓腦。久服輕身不老。一名巨勝。葉名青蘘。青蘘味甘寒。主五藏邪氣。風寒濕痹。益氣。補腦髓。堅筋骨。久服耳目聰明。不飢不老增壽。巨勝苗也。本經目錄有胡麻無青蘘

考經文通例無有以一物而分爲二種者。此文上云葉名青蘘。下云巨勝苗也。明本是一條矣。其析爲二蓋自陶氏別錄始。而唐本草復合之。注云青蘘本經在草部上品中。既堪噉。令從胡麻條下。

麻蕡味辛平。主五勞七傷。利五藏。下血寒氣。多食令見鬼

狂走久服通神明輕身一名麻勃

麻子味甘平主補中益氣久服肥健不老神仙（久服二字依綱目補）

冬葵子味甘寒主五藏六府寒熱羸瘦五癃利小便久服堅骨長肌肉輕身延年

莧實味甘寒主青盲明目除邪利大小便去寒熱久服益氣力不飢輕身一名馬莧

白瓜子味甘平主令人悅澤好顏色益氣不飢久服輕身耐老一名水芝

苦菜味苦寒主五藏邪氣厭穀胃痹久服安心益氣聰察少臥輕身耐老一名荼草一名選

龍骨味甘平主心腹鬼疰精物老魅欬逆泄痢膿血女子漏下癥瘕堅結小兒熱氣驚癇　齒主小兒大人驚癇癲疾狂走心下結氣不能喘息諸痙殺精物久服輕身通神明延年（依盧本）

麝香味辛溫主辟惡氣殺鬼精物溫瘧蠱毒癇痓去三蟲久服除邪不夢寤魘寐（此條依明萬曆本）

熊脂味甘微寒主風痹不仁筋急五藏腹中積聚寒熱羸瘦頭瘍白禿面皯皰久服強志不飢輕身

白膠味甘平主傷中勞絕腰痛羸瘦補中益氣婦人血閉無子止痛安胎久服輕身延年一名鹿角膠

阿膠。味甘平。主心腹內崩勞極。洒洒如瘧狀。腰腹痛。四肢酸疼。女子下血。安胎。久服輕身益氣。一名傅致膠。

石蜜。味甘平。主心腹邪氣。諸驚癇痓。安五藏。諸不足。益氣補中。止痛解毒。除衆病。和百藥。久服强志輕身。不飢不老。一名石飴。

蜂子。味甘平。主風頭。除蠱毒。補虛羸傷中。久服令人光澤。好顏色。不老。　大黃蜂子。主心腹脹滿痛。輕身益氣。　土蜂子。主癰腫。一名蜚零。

蜜蠟。味甘微溫。主下痢膿血。補中。續絕傷金瘡。益氣。不飢耐老。

牡蠣。味鹹平。主傷寒寒熱。溫瘧洒洒。驚恚怒氣。除拘緩鼠瘻。女子帶下赤白。久服強骨節。殺邪鬼。延年。一名蠣蛤。

龜甲。味鹹平。主漏下赤白。破癥瘕痎瘧。五痔陰蝕。濕痹。四肢重弱。小兒顖不合。久服輕身不飢。一名神屋。

桑螵蛸。味鹹平。主傷中。疝瘕陰痿。益精生子。女子血閉腰痛。通五淋。利小便水道。一名蝕肬。生桑枝上。採蒸之。

神農本草經卷三

金山顧觀光尚之學

中品

雄黃味苦平（原衍寒字依盧本刪）主寒熱鼠瘻惡瘡疽痔死肌殺精物惡鬼邪氣百蟲毒勝五兵鍊食之輕身神仙一名黃金石（依盧本）

雌黃味辛平主惡瘡頭禿痂疥殺毒蟲蝨身癢邪氣諸毒鍊之久服輕身增年不老

石硫黃味酸溫主婦人陰蝕疽痔惡血堅筋骨除頭禿能化金銀銅鐵奇物

水銀味辛寒主疥瘻依明萬歷本痂瘍白禿殺皮膚中蝨墮胎除熱殺金銀銅錫毒鎔化還復爲丹久服神仙不死

石膏味辛微寒主中風寒熱心下逆氣驚喘口乾舌焦不能息腹中堅痛除邪鬼產乳金瘡

磁石味辛寒主周痹風濕肢節中痛不可持物洗洗酸消除大熱煩滿及耳聾一名玄石

凝水石味辛寒主身熱腹中積聚邪氣皮中如火燒煩滿水飲之久服不飢一名白水石

陽起石味鹹微溫主崩中漏下破子藏中血癥瘕結氣寒熱腹痛無子陰痿不起補不足一名白石

理石味辛寒主身熱利胃解煩益精明目破積聚去三蟲一名立制石

長石味辛寒主身熱四肢寒厥利小便通血脈明目去瞖眇下三蟲殺蠱毒久服不飢一名方石

石膽味酸寒主明目目痛金瘡諸癎痙女子陰蝕痛石淋寒熱崩中下血諸邪毒氣令人有子鍊餌服之不老久服增壽神仙能化鐵爲銅成金銀御覽成上有合字見九百八十七一名畢石

白青味甘平主明目利九竅耳聾心下邪氣令人吐殺諸毒三蟲久服通神明輕身延年不老

扁青味甘平主目痛明目折跌癰腫金瘡不瘳破積聚解毒氣利精神久服輕身不老

膚青味辛平主蟲毒及蛇菜肉諸毒惡瘡

乾薑味辛溫主胸滿欬逆上氣溫中止血出汗逐風濕痹腸澼下痢生者尤良久服去臭氣通神明開寶本草注云陶注生薑別出菜部非條下今并唐本注移在本條

葈耳實味甘溫主風頭寒痛風濕周痹四肢拘攣痛惡肉死肌久服益氣耳目聰明強志輕身一名胡葈一名地葵

葛根味甘平主消渴身大熱嘔吐諸痹起陰氣解諸毒

葛穀。主下痢。十歲已上。一名雞齊根。

栝樓根。味苦寒。主消渴。身熱煩滿大熱。補虛安中。續絕傷。一名地樓。

苦參。味苦寒。主心腹結氣。癥瘕積聚。黃疸。溺有餘瀝。逐水。除癰腫。補中。明目止淚。一名水槐。一名苦識。

茈胡。味苦平。主心腹（依綱目刪去字）腸胃中結氣。飲食積聚。寒熱邪氣。推陳致新。久服輕身。明目益精。一名地薰。

芎藭。味辛溫。主中風入腦頭痛。寒痹。筋攣緩急。金瘡。婦人血閉無子。

當歸。味甘溫。主欬逆上氣。溫瘧寒熱。洗洗在皮膚中。（依盧本）

婦人漏下絕子。諸惡瘡瘍。金瘡。煑飲之。一名乾歸。

麻黃味苦溫。主中風傷寒頭痛。溫瘧。發表出汗。去邪熱氣。止欬逆上氣。除寒熱。破癥堅積聚。一名龍沙。

通草味辛平。主去惡蟲。除脾胃寒熱。通利九竅血脈關節。令人不忘。一名附支。

芍藥味苦平。平字依盧本補主邪氣腹痛。除血痹。破堅積寒熱疝瘕。止痛。利小便。益氣。

蠡實味甘平。主皮膚寒熱。胃中熱氣。風寒濕痹。堅筋骨。令人嗜食。久服輕身。花葉去白蟲。一名劇草。一名三堅。一名豕首。

瞿麥味苦寒主關格諸癃結小便不通出刺決癰腫明目去瞖破胎墮子閉血一名巨句麥

元參味苦微寒主腹中寒熱積聚女子產乳餘疾補腎氣令人目明一名重臺

秦艽味苦平主寒熱邪氣寒濕風痺肢節痛下水利小便

百合味甘平主邪氣腹脹心痛利大小便補中益氣

知母味苦寒主消渴熱中除邪氣肢體浮腫下水補不足益氣一名蚳母一名連母一名野蓼一名地參一名水參一名水浚一名貨母一名蝭母

貝母味辛平依明萬歷本主傷寒煩熱淋瀝邪氣疝瘕喉痺乳

難。金瘡風痓。一名室草。

白芷味辛溫。主女人漏下赤白。血閉陰腫。寒熱。風頭侵目淚出。長肌膚。潤澤。可作面脂。一名芳香。

淫羊藿味辛寒。主陰痿絶傷。莖中痛。利小便。益氣力。强志。一名剛前。

黄芩味苦平。主諸熱黄疸。腸澼泄痢。逐水。下血閉。惡瘡疽蝕火瘍。一名腐腸。

石龍芮味苦平。主風寒濕痹。心腹邪氣。利關節。止煩滿。久服輕身明目不老。一名魯果能。一名地椹。

茅根味甘寒。主勞傷虚羸。補中益氣。除瘀血血閉寒熱。利小便。其苗主下水。一名蘭根。一名茹根。

紫菀。味苦溫。主欬逆上氣。胸中寒熱結氣。去蠱毒痿蹷。安五藏。

紫草。味苦寒。主心腹邪氣。五疸。補中益氣。利九竅。通水道。一名紫丹。一名紫芺。

茜根。味苦寒。主寒濕風痹。黃疸。補中。

敗醬。味苦平。主暴熱火瘡。赤氣。疥瘙疸痔。馬鞍熱氣。一名鹿腸。

白鮮。味苦寒。主頭風。黃疸。欬逆。淋瀝。女子陰中腫痛。濕痹死肌。不可屈伸。起止行步。

酸漿味酸平主熱煩滿定志益氣利水道產難吞其實立產一名醋漿

紫參味苦辛寒主心腹積聚寒熱邪氣通九竅利大小便一名牡蒙

藁本味辛溫主婦人疝瘕陰中寒腫痛腹中急除風頭痛長肌膚悅顏色一名鬼卿一名地新

狗脊味苦平主腰背強機關二字原倒依盧本乙轉緩急周痹寒濕膝痛頗利老人一名百枝

萆薢味苦平主腰背痛強骨節風寒濕周痹惡瘡不瘳熱氣

白兎藿味苦平主蛇虺蜂蠆猘狗菜肉蠱毒鬼疰一名白葛

營實味酸溫主癰疽惡瘡結肉跌筋敗瘡熱氣陰蝕不瘳利關節一名牆薇一名牆麻一名牛棘

白薇味苦平主暴中風身熱肢滿忽忽不知人狂惑邪氣寒熱酸疼溫瘧洗洗發作有時

薇銜味苦平主風濕痹歷節痛驚癇吐舌悸氣賊風鼠瘻癰腫一名糜銜

翹根味甘寒原有平字依前後文例刪御覽味苦見九百九十一盧本又作甘平主下熱氣益陰精令人面悅好明目久服輕身耐老

水萍味辛寒主暴熱身痒下水氣勝酒長鬚髮止消渴（依綱目）久服輕身一名水花

王瓜味苦寒主消渴內痹瘀血月閉寒熱酸疼益氣愈聾一名土瓜

地榆味苦微寒主婦人乳痓痛七傷帶下病止痛除惡肉止汗療金瘡

海藻味苦寒主癭瘤氣頸下核破散結氣癰腫癥瘕堅氣腹中上下鳴下十二水腫一名落首

澤蘭味苦微溫主乳婦內衄（御覽血衄見九百九十）中風餘疾大腹水腫身面四肢浮腫骨節中水金瘡癰腫瘡膿一名虎

蘭一名龍棗

防已味辛平主風寒溫瘧熱氣諸癇除邪利大小便一名解離

牡丹味辛寒主寒熱中風瘈瘲痙驚癇邪氣除癥堅瘀血留舍腸胃安五藏療癰瘡一名鹿韭一名鼠姑

欵冬花味辛溫主欬逆上氣善喘喉痺諸驚癇寒熱邪氣一名橐吾一名顆凍一名虎鬚一名菟奚

石韋味苦平主勞熱邪氣五癃閉不通利小便水道一名石韀

馬先蒿味苦平（苦字依前後例補與盧本合）主寒熱鬼疰中風濕痺女

子帶下病，無子。一名馬屎蒿。

積雪草　味苦，寒。主大熱，惡瘡，癰疽，浸淫，赤熛，皮膚赤，身熱。

女菀　味辛，溫。主風寒洗洗，霍亂，泄痢，腸鳴上下無常處，驚癇，寒熱百疾。

王孫　味苦，平。主五藏邪氣，寒濕痹，四肢疼酸，膝冷痛。

蜀羊泉　味苦，微寒。主頭禿，惡瘡，熱氣，疥瘙，痂癬，蟲。依明萬曆本

爵牀　味鹹，寒。主腰背痛，不得著牀，俛仰艱難，除熱，可作浴湯。

梔子　味苦，寒。主五內邪氣，胃中熱氣，面赤，酒皰，皶鼻，白癩，赤癩，瘡瘍。一名木丹。

竹葉味苦平主欬逆上氣溢筋急惡瘍（綱目溢作療）殺小蟲根作湯益氣止渴補虛下氣汁主風痓實通神明輕身益氣

蘗木味苦寒主五藏腸胃中結熱黃疸腸痔止泄痢女子漏下赤白陰陽傷蝕瘡一名檀桓（依盧本）

吳茱萸味辛溫主溫中下氣止痛欬逆寒熱除濕血痹逐風邪開腠理 根殺三蟲一名藙

桑根白皮味甘寒主傷中五勞六極羸瘦崩中脈絕補虛益氣 葉主除寒熱出汗 桑耳黑者主女子漏下赤白汁血病癥瘕積聚陰痛陰陽（武進鄒氏云陽當作傷）寒熱無子

五木耳名檽益氣不飢輕身强志唐本草注云楮耳人常食槐耳用療痔榆柳桑耳此爲五耳軟者並堪噉

蕪荑味辛平此字依前後例補與盧本合主五內邪氣散皮膚骨節中淫淫溫行毒去三蟲化食一名無姑一名殿塘

枳實味苦寒主大風在皮膚中如麻豆苦痒除寒熱結止痢長肌肉利五藏益氣輕身

厚樸味苦溫主中風傷寒頭痛寒熱驚悸氣血痺死肌去三蟲

秦皮味苦微寒主風寒濕痺洗洗寒氣除熱目中青瞖白膜久服頭不白輕身

秦椒味辛溫主風邪氣溫中除寒痹堅齒髮明目久服輕身好顏色耐老增年通神

山茱萸味酸平主心下邪氣寒熱溫中逐寒濕痹去三蟲久服輕身一名蜀棗

紫葳味酸（御覽味鹹見九百九十二武進鄒氏云今嘗此物味實鹹故從御覽改正）微寒主婦產乳餘疾崩中癥瘕血閉寒熱羸瘦養胎

豬苓味甘平（依明萬曆本）主痎瘧解毒蠱疰不祥利水道久服輕身耐老一名猳豬屎

白棘味辛寒主心腹痛癰腫潰膿止痛一名棘鍼

龍眼味甘平主五藏邪氣安志厭食久服強魂聰明輕身

不老。通神明。一名益智。

木蘭。味苦寒。主身大熱在皮膚中。去面熱赤皰酒皶。惡風癲疾。陰下痒濕。明耳目。一名林蘭。

五加皮。味辛溫。主心腹疝氣腹痛。益氣療躄。小兒不能行。疽瘡陰蝕。一名豺漆。

衞矛。味苦寒。主女子崩中下血。腹滿汗出。除邪。殺鬼毒蠱疰。一名鬼箭。

合歡。味甘平。主安五藏。利心志。綱目作和利令人歡樂無憂。久服輕身明目。得所欲。

彼子。味甘溫。主腹中邪氣。去三蟲。蛇螫蠱毒。鬼疰伏尸。唐本草注云。此彼字當木傍作皮。柀仍音彼。木實也。誤入蟲部。嘉祐本草退入有名未用。今考本經目錄。彼子在合歡後。梅實前。非木部。即果部也。其入蟲部。蓋自陶氏別錄始。

梅實。味酸平。主下氣。除熱煩滿。安心。肢體痛。偏枯不仁。死肌。去青黑誌。惡肉。（依盧本）

桃核仁。味苦平。主瘀血。血閉癥瘕。邪氣。（癥字依綱目補）殺小蟲。

桃花。殺疰惡鬼。令人好顏色。

桃梟。微溫。主殺百鬼精物。（依元大德本）

桃毛。主下血瘕。寒熱積聚。無子。（依元大德本）

桃蠹。殺鬼邪惡不祥。

杏核仁。味甘溫。主欬逆上氣。雷鳴。喉痹。下氣。產乳。金瘡。寒心。賁豚。

蓼實味辛溫主明目溫中耐風寒下水氣面目浮腫癰瘍

馬蓼去腸中蛭蟲輕身

葱實味辛溫主明目補中不足其莖可作湯主傷寒寒熱出汗中風面目腫

薤味辛溫依明萬歷本主金瘡瘡敗輕身不飢耐老別錄云葱薤異物而今共條考本經目錄則葱薤固二條也蓋亦陶氏合之

假蘇味辛溫主寒熱鼠瘻瘰癧生瘡破結聚氣下瘀血除濕痺一名鼠蓂唐本草注云先居草部中今人食之錄在菜部也考本經目錄則假蘇原在菜部蓋亦陶氏移之綱目云假蘇即荊芥

水蘇味辛微溫主下氣辟口臭去毒辟惡久服通神明輕

身耐老。依明萬歷本

水靳。味甘平。主女子赤沃。止血養精。保血脈。益氣。令人肥健。嗜食。一名水英。別錄云論靳主療。合是在上品。未解何意。乃在下。今按下當作中。

髮髲。味苦溫。主五癃關格不通。利小便水道。療小兒癇。大人痓。仍自還神化。

白馬莖。味鹹平。主傷中脈絕。陰不足。強志益氣。長肌肉。肥健。生子。眼。主驚癇腹滿。瘧疾。當殺用之。　懸蹄。主驚邪瘈瘲。乳難。辟惡氣鬼毒蠱疰不祥。

鹿茸。味甘溫。主漏下惡血。寒熱驚癇。益氣強志。生齒不老。角。主惡瘡癰腫。逐邪惡氣。留血在陰中。依明萬歷本

牛角䚡下。閉血瘀血疼痛。女人帶下血。髓。補中填骨髓。久服增年。膽。可丸藥。

羖羊角。味鹹溫。主青盲明目。殺疥蟲。止寒泄。辟惡鬼虎狼。止驚悸。久服安心益氣輕身。

牡狗陰莖。味鹹平。主傷中。陰痿不起。令強熱大生子。除女子帶下十二疾。一名狗精。膽。主明目。

羚羊角。味鹹寒。主明目。益氣起陰。去惡血注下。辟蠱毒惡鬼不祥。安心氣。常不魘寐。

犀角。味苦寒。主百毒蠱疰。邪鬼瘴氣。殺鉤吻鴆羽蛇毒。除邪不迷惑魘寐。久服輕身。依元大德本

牛黃味苦平主驚癇寒熱熱盛狂痓除邪逐鬼

豚卵味甘溫主驚癇癲疾鬼疰蠱毒除寒熱賁豚五癃邪氣攣縮一名豚顛　懸蹄主五痔伏熱在腸腸癰內蝕

麋脂味辛溫主癰腫惡瘡死肌寒風濕痹四肢拘緩不收風頭腫氣通腠理一名官脂

丹雄雞味甘微溫主女人崩中漏下赤白沃補虛溫中止血通神殺毒辟不祥（依元大德本）　頭主殺鬼東門上者尤良（依明萬曆本）　肪主耳聾　腸主遺溺　肶胵裏黃皮主泄利（並依元大德本）　屎白主消渴傷寒寒熱　黑雌雞主風寒濕痹五緩六急安胎（依明萬曆本）　翮羽主下血閉　雞

子。主除熱火瘡癇痓。可作虎魄神物。　雞白蠹肥脂。此二條依元大德本

雁肪。味甘平。主風攣拘急偏枯。氣不通利。久服益氣不飢。輕身耐老。一名鶩肪。

鼈甲。味鹹平。主心腹癥瘕堅積寒熱。去痞息肉陰蝕痔惡肉。

鮀魚甲。味辛微溫。主心腹癥瘕伏堅積聚寒熱。女子崩中下血五色。小腹陰中相引痛。瘡疥死肌。陳藏器云。鮀魚合作鼉字。本經作鮀魚之別名。已出本經。今以鼉爲鮀。非也。宜改爲鼉字。

蠡魚。味甘寒。主濕痺面目浮腫。下大水。一名鮦魚。

鯉魚膽味苦寒主目熱赤痛青盲明目久服强悍益志氣

烏賊魚骨味鹹微溫王注素問十一味鹹冷平無毒主女子漏下赤白經汁血閉陰蝕腫痛寒熱癥瘕無子

海蛤味苦平主欬逆上氣喘息煩滿胸痛寒熱一名魁蛤

文蛤主惡瘡蝕御覽主除陰蝕見九百四十二五痔

石龍子味鹹寒主五癃邪結氣破石淋下血利小便水道一名蜥蜴

露蜂房味苦平主驚癎瘈瘲寒熱邪氣癲疾鬼精蠱毒腸痔火熬之良一名蜂腸

蚱蟬味鹹寒主小兒驚癎夜啼癲病寒熱生楊柳上

白殭蠶。味鹹平。此字依前後文例補與盧本合主小兒驚癇夜啼。去三蟲。滅黑䵟。令人面色好。男子陰瘍病。

神農本草經卷四

下品　　金山顧觀光尚之學

孔公孽味辛溫主傷食不化邪結氣惡瘡疽瘻痔利九竅下乳汁

殷孽味辛溫主爛傷瘀血泄痢寒熱鼠瘻癥瘕結氣一名薑石

鐵精平主明目化銅

鐵落味辛平主風熱惡瘡瘍疽瘡痂疥氣在皮膚中

鐵主堅肌耐痛

鉛丹味辛微寒主吐逆胃反驚癇癲疾除熱下氣鍊化還成九光久服通神明

粉錫味辛寒主伏尸毒螫殺三蟲一名解錫御覽七百十九解作鮮

錫鏡鼻主女子血閉癥瘕伏腸絕孕別錄云此物與胡粉異類而今共條當以其非止成一藥故以附見錫品中也按本經日錄錫鏡鼻別爲一條蓋自陶氏合之

代赭石味苦寒主鬼疰賊風蠱毒殺精物惡鬼腹中毒邪氣女子赤沃漏下一名須丸

戎鹽主明目目痛益氣堅肌骨去毒蠱

大鹽令人吐

鹵鹹味苦寒主大熱消渴狂煩除邪及下蠱毒柔肌膚

青琅玕味辛平主身痒火瘡癰傷疥瘙死肌一名石珠

礜石味辛大熱主寒熱鼠瘻蝕瘡死肌風痹腹中堅癖邪氣（此三字依綱目補）一名青分石一名立制石一名固羊石

石灰味辛溫主疽瘍疥瘙熱氣惡瘡癩疾（依元大德本）死肌墮眉殺痔蟲去黑子息肉一名惡灰

白堊味苦溫主女子寒熱癥瘕月閉積聚

冬灰味辛微溫主黑子去肬息肉疽蝕疥瘙一名藜灰

附子味辛溫主風寒欬逆邪氣溫中金瘡破癥堅積聚血瘕寒濕踒躄（御覽痹躄見九百九十）拘攣膝痛不能行步

烏頭味辛溫主中風惡風洗洗出汗除寒濕痹欬逆上氣

破積聚寒熱。其汁煎之名射罔。殺禽獸。一名奚毒。一名
卽子。一名烏喙。

天雄。味辛溫。主大風寒濕痹。歷節痛。拘攣緩急。破積聚。邪
氣金瘡。強筋骨。輕身健行。一名白幕。

半夏。味辛平。主傷寒寒熱。心下堅下氣。喉咽腫痛。頭眩胸
脹欬逆。腸鳴止汗。（依元大德本）

虎掌。味苦溫。主心痛寒熱結氣。積聚伏梁。傷筋痿拘緩利。
水道。

鳶尾。味苦平。主蠱毒邪氣。鬼疰諸毒。破癥瘕積聚。去水下。
三蟲。

大黃味苦寒主下瘀血血閉寒熱破癥瘕積聚留飲宿食蕩滌腸胃推陳致新通利水穀調中化食安和五藏

葶藶味辛寒主癥瘕積聚結氣飲食寒熱破堅逐邪通利水道一名大室一名大適

桔梗味辛微溫主胸脅痛如刀刺腹滿腸鳴幽幽驚恐悸氣

莨菪子味苦寒主齒痛出蟲肉痹拘急使人健行見鬼多食令人狂走久服輕身走及奔馬強志益力通神一名橫唐

草蒿味苦寒主疥瘙痂痒惡瘡殺虱（武進鄒氏云虱當作蝨）留熱在

骨節間。明月。一名青蒿。一名方潰。

旋復花。味鹹溫。主結氣脇下滿。驚悸。除水。去五藏間寒熱。補中下氣。一名金沸草。一名盛椹。

藜蘆。味辛寒。主蠱毒欬逆。泄痢腸澼。頭瘍疥瘡惡瘡。殺諸蠱毒。去死肌。一名葱苒。

鉤吻。味辛溫。主金瘡乳痓。中惡風。欬逆上氣。水腫。殺鬼疰蠱毒。一名野葛。

射干。味苦平。主欬逆上氣。喉痹咽痛。不得消息。散結氣。腹中邪逆。食飲大熱。一名烏扇。一名烏蒲。

蛇合。味苦微寒。主驚癇寒熱邪氣。除熱金瘡疽痔鼠瘻惡

瘡頭瘍○一名蛇銜○唐本草注云○含字乃是含字○陶見誤本○宜改爲含○含銜義同○見古本草也○
常山○御覽作恆山○見九百九十二 味苦寒○主傷寒寒熱○熱發溫瘧鬼毒○
胸中痰結吐逆○一名互草○
蜀漆○味辛平○主瘧及欬逆寒熱○腹中癥堅痞結積聚邪氣○
蠱毒鬼疰○
甘遂○味苦寒○主大腹疝瘕○腹滿面目浮腫○留飲宿食○破癥
堅積聚○利水穀道○一名主田○
白斂○味苦平○主癰腫疽瘡○散結氣○止痛除熱○目中赤○小兒
驚癇溫瘧○女子陰中腫痛○一名菟核○一名白草○
靑葙子○味苦微寒○主邪氣○皮膚中熱○風瘙身痒○殺三蟲○子

名草決明。療脣口青。一名草蒿。一名萋蒿。

雚菌。味鹹平。主心痛。溫中。去長蟲。白瘲蟯蟲。蛇螫毒。癥瘕。諸蟲。一名雚蘆。

白及。味苦平。主癰腫惡瘡敗疽。傷陰死肌。胃中邪氣。賊風鬼擊。痱緩不收。一名甘根。一名連及草。

大戟。味苦寒。主蠱毒十二水。腹滿急痛。積聚中風。皮膚疼痛。吐逆。一名邛鉅。

澤漆。味苦微寒。主皮膚熱。大腹水氣。四肢面目浮腫。丈夫陰氣不足。

茵芋。味苦溫。主五藏邪氣。心腹寒熱。羸瘦如瘧狀。發作有時。諸關節風濕痺痛。

貫衆。味苦微寒。主腹中邪熱氣。諸毒。殺三蟲。一名貫節。一名貫渠。一名百頭。一名虎卷。一名扁符。

蕘花。味苦寒。主傷寒溫瘧。下十二水。破積聚大堅癥瘕。蕩滌腸胃中留癖飲食。寒熱邪氣。利水道。

牙子。味苦寒。主邪氣熱氣。疥瘙惡瘍瘡痔。去白蟲。一名狼牙。

羊躑躅。味辛溫。主賊風在皮膚中淫淫痛。溫瘧惡毒諸痹。

芫花。味辛溫。主欬逆上氣。喉鳴喘。咽腫短氣。蠱毒鬼瘧。疝瘕癰腫。殺蟲魚。一名去水。證類本草入木部注云本在草部今移。

姑活味甘溫主大風邪氣濕痺寒痛久服輕身益壽耐老一名冬葵子（依明萬歷本）

別羈味苦微溫主風寒濕痺身重四肢疼酸寒歷節痛（依元大德本）

商陸味辛平主水脹疝瘕痺熨除癰腫殺鬼精物一名䔰根一名夜呼

羊蹄味苦寒主頭禿疥瘙除熱女子陰蝕一名東方宿一名連蟲陸一名鬼目

萹蓄味苦平主浸淫疥瘙疽痔殺三蟲

狼毒味辛平主欬逆上氣破積聚飲食寒熱水氣惡瘡鼠

瘻疽蝕。鬼精蠱毒。殺飛鳥走獸。一名續毒。

鬼臼。味辛溫。依元大德本主殺蠱毒鬼疰精物。辟惡氣不祥。逐邪解百毒。一名爵犀。一名馬目毒公。一名九臼。

白頭翁。味苦溫。依盧本主溫瘧狂易寒熱。癥瘕積聚癭氣。逐血止痛金瘡。一名野丈人。一名胡王使者。

羊桃。味苦寒。主熛熱身暴赤色。風水積聚。惡瘍。除小兒熱。一名鬼桃。一名羊腸。

女青。味辛平。主蠱毒。逐邪惡氣。殺鬼溫瘧。辟不祥。一名雀瓢。

連翹。味苦平。主寒熱鼠瘻瘰癧。癰腫惡瘡。癭瘤結熱。蠱毒。

一名巽翹。一名蘭華。一名折根。一名軵。一名三廉。

石下長卿。味鹹平主鬼疰精物。邪惡氣。殺百精蠱毒老魅。注易亡走。啼哭悲傷恍惚。一名徐長卿。

䕡茹。味辛寒。主蝕惡肉敗瘡死肌。殺疥蟲。排膿惡血。除大風熱氣。善忘不樂。

烏韭。味甘寒。主皮膚往來寒熱。利小腸膀胱氣。

鹿藿。味苦平。主蠱毒。女子腰腹痛不樂。腸癰瘰癧瘍氣。

蚤休。味苦微寒。主驚癇。搖頭弄舌。熱氣在腹中。癲疾。癰瘡陰蝕。下三蟲。去蛇毒。一名蚩休。

石長生。味鹹微寒。主寒熱惡瘡大熱。辟鬼氣不祥。一名丹草。

陸英。味苦寒。主骨間諸痹。四肢拘攣疼酸。膝寒痛。陰痿。短氣不足。腳腫。

藎草。味苦平。主久欬上氣喘逆。久寒驚悸。痂疥白禿瘍氣。殺皮膚小蟲。

牛扁。味苦微寒。主身皮瘡熱氣。可作浴湯。殺牛蝨小蟲。又療牛病。

夏枯草。味苦辛寒。主寒熱瘰癧。鼠瘻頭瘡。破癥。散癭結氣。腳腫濕痹。輕身。一名夕句。一名乃東。

屈草。味苦微寒。二字依前後文例補主胸脅下痛。邪氣。腸間寒熱。陰痹。久服輕身。益氣耐老。

巴豆。味辛溫。主傷寒溫瘧寒熱。破癥瘕結聚堅積。留飲痰澼。大腹水脹。蕩練五藏六府。開通閉塞。利水穀道。去惡肉。除鬼毒蠱疰邪物。殺蟲魚。一名巴椒。

蜀椒。味辛溫。主邪氣欬逆。溫中。逐骨節皮膚死肌。寒濕痹痛。下氣。久服之。頭不白。輕身增年。

皂莢。味辛鹹溫。主風痹死肌。邪氣風頭淚出。利九竅。殺精物。

柳華。味苦寒。主風水黃疸面熱黑。一名柳絮。葉。主馬疥痂瘡。實。主潰癰。逐膿血。子汁。療渴。依明萬歷本

楝實味苦寒主溫疾傷寒大熱煩狂殺三蟲疥瘍利小便
水道

郁李仁味酸平主大腹水腫面目四肢浮腫利小便水道
根主齒齗腫齲齒堅齒一名爵李

莽草味辛溫主風頭癰腫乳腫疝瘕除結氣疥瘙殺蟲魚

雷丸味苦寒主殺三蟲逐毒氣胃中熱利丈夫不利女子
作摩膏除小兒百病

梓白皮味苦寒主熱去三蟲 葉擣傅猪瘡飼猪肥大三
倍

桐葉味苦寒主惡蝕瘡著陰皮主五痔殺三蟲 花主傅

猪瘡。飼猪肥大三倍。

石南。味辛平。依前後文例與盧本合 主養腎氣。內傷陰衰。利筋骨皮毛。實。殺蠱毒破積聚。逐風痹。一名鬼目。

黃環。味苦平。主蠱毒。鬼疰鬼魅。邪氣在藏中。除欬逆寒熱。一名凌泉。一名大就。

溲疏。味辛寒。主身皮膚中熱。除邪氣止遺溺。可作浴湯。

鼠李。主寒熱。瘰癧瘡。

松蘿。味苦平。主瞋怒邪氣。止虛汗。頭風。女子陰寒腫痛。一名女蘿。

藥實根。味辛溫。依前後文例與盧本合 主邪氣諸痹疼酸。續絕傷。補骨髓。一名連木。

蔓椒，味苦，溫。主風寒濕痹，歷節疼，除四肢厥氣，膝痛。一名家椒。

欒華，味苦，寒。主目痛，淚出，傷眥，消目腫。

淮木，味苦，平。主久欬上氣，傷中虛羸，女子陰蝕，漏下赤白沃。一名百歲城中木。

大豆黃卷，味甘，平。主濕痹，筋攣，膝痛。生大豆，塗癰腫，煑汁飲，殺鬼毒，止痛。（證類本草注云：先附大豆黃卷條下，今分條。）赤小豆，主下水，排癰腫膿血。（別錄云：大小豆共條，猶如葱薤義也。圖經云：赤小豆舊與大豆同條，蘇恭分之。）

腐婢味辛平主痎瘧寒熱邪氣泄痢陰不起病酒頭痛

瓜蒂味苦寒主大水身面四肢浮腫下水殺蠱毒欬逆上氣及食諸果病在胸腹中皆吐下之

苦瓠味苦寒主大水面目四肢浮腫下水令人吐

六畜毛蹄甲味鹹平主鬼疰蠱毒寒熱驚癇癲痓狂走駱駝毛尤良

燕屎味辛平主蠱毒鬼疰逐不祥邪氣破五癃利小便

天鼠屎味辛寒主面癰腫皮膚洗洗時痛腹中血氣破寒熱積聚除驚悸一名鼠法一名石肝

鼺鼠主墮胎令產易

伏翼味鹹平主目瞑明目夜視有精光久服令人熹樂媚好無憂一名蝙蝠生太山川谷證類本草入禽部注云自蟲魚部今移

蝦蟇味辛寒主邪氣破癥堅血癰腫陰瘡服之不患熱病

馬刀味辛微寒主漏下赤白寒熱破石淋殺禽獸賊鼠

蟹味鹹寒主胷中邪氣熱結痛喎僻面腫敗漆燒之致鼠

蛇蛻味鹹平主小兒百二十種驚癇瘈瘲癲疾寒熱腸痔蠱毒蛇癇火熬之良一名龍子衣一名蛇符一名龍子單衣一名弓皮

蝟皮味苦平主五痔陰蝕下血赤白五色血汁不止陰腫痛引腰背酒煑殺之

蠮螉味辛平主久聾欬逆毒氣出刺出汗

蜣蜋味鹹寒主小兒驚癇瘈瘲腹脹寒熱大人癲疾狂易

一名蛣蜣火熬之良

蛞蝓味鹹寒主賊風喎僻軼筋及脫肛驚癇攣縮一名陵

蠡

白頸蚯蚓味鹹寒主蛇瘕去三蟲伏尸鬼疰蠱毒殺長蟲

仍自化作水

蠐螬味鹹微溫主惡血血瘀痹氣破折血在脅下堅滿痛

月閉目中淫膚青翳白膜一名蟦蠐

石蠶味鹹寒主五癃破石淋墮胎　肉解結氣利水道除

熱。一名沙蝨。

雀甕。味甘平。主小兒驚癇。寒熱結氣。蠱毒鬼疰。一名躁舍。

樗雞。味苦平。主心腹邪氣。陰痿益精強志。生子。好色。補中輕身。

斑猫。味辛寒。主寒熱鬼疰蠱毒。鼠瘻惡瘡。疽蝕死肌。破石癃。一名龍尾。

螻蛄。味鹹寒。主產難。出肉中刺。潰癰腫。下哽噎。解毒除惡瘡。一名蟪蛄。一名天螻。一名螜。夜出者良。

蜈蚣。味辛溫。主鬼疰蠱毒。噉諸蛇蟲魚毒。殺鬼物老精溫瘧。去三蟲。

馬陸味辛溫主腹中大堅癥破積聚息肉惡瘡白禿一名百足

地膽味辛寒主鬼疰寒熱鼠瘻惡瘡死肌破癥瘕墮胎一名蚖青

螢火味辛微溫主明目小兒火瘡傷熱氣蠱毒鬼疰通神精一名夜光

衣魚味醎溫依明萬歷本主婦人疝瘕小便不利小兒中風御覽中風上多頭字見九百四十六項強背起摩之一名白魚

鼠婦味酸溫主氣癃不得小便婦人月閉血瘕癇痓寒熱利水道一名眉蟠一名蛜蝛別錄云一名鼠負言鼠多在坎中背則負之今作婦

字如似乖理

水蛭味鹹平主逐惡血瘀血月閉破血瘕積聚無子利水道

木䖟味苦平主目赤痛眥傷淚出瘀血血閉寒熱酸㽽無子一名魂常

蜚䖟味苦微寒主逐瘀血破下血積堅痞癥瘕寒熱通利血脈及九竅

蜚蠊味鹹寒主血瘀癥堅寒熱破積聚喉咽閉依元大德本內寒無子

䗪蟲味鹹寒主心腹寒熱洗洗血積癥瘕破堅下血閉生

子大㫏。一名地䗪。

貝子。味鹹平。主目瞖。鬼疰蠱毒。腹痛下血。五癃。利水道。燒用之㫏。

錄本草經書後 己丑

神農本草經三品。其三百六十五種。以應周天之數。梁陶宏景名醫別錄。又增三百六十五種。以白書爲本經。墨書爲別錄。傳寫已久。舛錯甚多。今二書皆已亾佚。所據者。惟綱目而已。綱目於本經諸品。併入錫銅鏡鼻。玉漿。大鹽。翹根。蜀漆。海藥實根。蒲黃。青蘘。赤芝。黃芝。白芝。黑芝。紫芝。柀子。瓜蒂。松脂。天鼠屎。白膠。一十八種。又析出。大豆。赤小豆。木耳。檀桓。土蜂。桃蠹蟲。六種。凡三百五十三種。而綱目以檀桓屬拾遺。以土蜂屬別錄。以桃蠹蟲屬日華。竝不云從本經。析出是數典而忘其祖矣。序例云神農本草經。三百

四十七種除併入一十八種似析出諸種例所不討然大
豆赤小豆木耳亦從本經析出何以仍標本經葱薤杏仁
顯屬本經中品何以反標別錄反覆推究皆不可通其中
綠青葈耳鼠婦石龍子四條經文都無一字豈本經之文
歲久殘鈌與抑本經之文混入別錄與序例又載本經目
錄有木花王不留行龍眼膚青姑活石下長卿燕屎而無
綠青朮升麻由跋豬魁青蘘鷹屎白乃與本書互相參差
可見著書之難以瀕湖之博洽冠古今者而前後牴牾疑
非一人手筆近世如繆仲淳本草經疏張路玉本經逢原
經文皆據綱目而於此等疑竇不一爲之疏通證明甚至

以別錄等說。混作經言。朱紫無別。根榦不分。蓋醫學之榛蕪至於今而極矣。本經主治。其文簡質古奧。卽未必果出炎帝。要亦先秦古書。世惟知素問爲醫之祖。而於神農本經無有過而問者。豈不重可慨哉。今姑卽綱目所載。採錄成編。名例數條仍冠於首。異日當重爲校補。與海內同志共珍之。

神農本草經藥名索引（按筆畫排序）

二畫

三畫

四畫

五畫

七畫

八畫

九畫

十畫

十一畫

十二畫

十三畫

十七畫

十八畫

十九畫

二十畫

二十畫一及以上